Ratgeber: Atlas Wirbel

Ein kleiner Wirbel mit großer Verantwortung

Die Ursachen Ihrer Beschwerden verstehen und Schritt für Schritt lindern

Inkl. praktischer Übungen für den HWS - Bereich

Oliver Kamp

🙂 INHALT

Das erwartet Sie in diesem Buch

Es zieht im Rücken, der Kopf lässt sich nicht bewegen oder wir haben regelmäßig Kopfschmerzen.

Diese Symptome können auftreten, wenn der Atlaswirbel, das Bindeglied zwischen Kopf und Körper, aus der Reihe tanzt. Denn dieser Wirbel trägt nicht nur unseren Kopf, sondern trägt zur Stabilität des gesamten Körpers bei. Dabei wird diesem Wirbel kaum Beachtung geschenkt, obwohl er für unsere allgemeinen Gesundheit eine wichtige Rolle spielt. Doch neben den oben bereits aufgeführten

Symptomen kann eine Fehlstellung des Atlaswirbels zu schweren chronischen Erkrankungen führen. Viele davon können vermieden, andere hingegen nur verbessert werden.

Der Atlaswirbel selbst kann Ursache für rund 30 verschiedene Symptome sein, sodass es oft nicht sofort klar ist, dass dieser kleine Knochen diese Probleme verursacht. Vielleicht kennen Sie selbst diese Momente, wenn Sie zu lange auf einen Bildschirm schauen. Sobald Sie sich wieder natürlich bewegen, sind der Kopf und der Hals steif und Bewegungen können nur langsam ausgeführt werden. Auch hier ist der Atlaswirbel die Ursache. Doch neben den selbst hervorgerufenen Symptomen kann der Atlaswirbel auch von Geburt an das Leben beeinträchtigen. Diese Beeinträchtigung kann, wie viele andere Probleme mit diesem Wirbel auch, gut und effektiv behoben werden.

Der eigene Rücken sowie jeder einzelne Wirbel hält eine hohe Menge an Belastungen und Gewicht aus. Speziell der Atlaswirbel hält dabei den gesamten Körper in seiner Position und Form und gerät dabei immer wieder in Vergessenheit. Migräne, Magenprobleme, aber auch Hüftschmerzen liegen meist an diesem kleinen Wirbel, der Kopf und Körper zusammenhält.

In diesem Buch erfahren Sie ausführlich, was es mit dem Atlaswirbel auf sich hat, was seine Aufgaben sind und was Sie selbst tun können, um Schmerzen zu lindern und den Wirbel im Alltag zu entlasten. Sie erfahren in diesem Buch, wie Sie Ihrem Halswirbel etwas Gutes tun und was Sie selbst tun können, um akute Schmerzen zu lindern. Dabei werden neueste Studien berücksichtigt.

Generell sollten Sie bei langanhaltenden Schmerzen immer ärztlichen Rat aufsuchen. Mit gezielten Therapien und Bewegungen kann so der Halswirbel in seine richtige Position gebracht werden, sodass verschiedene Schmerzen und körperliche Beeinträchtigungen effektiv behandelt werden können.

Dieses Buch dient Ihnen dabei nicht als ärztlicher Rat, sondern als Unterstützung zur Schmerzlinderung und Informationsquelle.

Ich wünsche Ihnen viel Spaß beim Lesen.

Kleiner Wirbel, große Last

Der erste Wirbel unseres Körpers ist der Atlaswirbel. Er verbindet unseren Körper mit unserem Kopf und muss eine Last von rund 6 kg tragen. Das entspricht 6 Packungen Milch, die dieser Wirbel rund um die Uhr ausgleicht und hält. Damit gehört er auch zu den stärksten Wirbeln des Rückens.

Seinen Namen bekam der Atlaswirbel aus der griechischen Mythologie. Der Titan Atlas kämpfte gegen die Götter und verlor diesen Kampf. Zur Strafe wurde er an den Rand der Erde gestellt und musste dort den Himmel halten, sodass Erde und Himmel nicht aufeinandertreffen. Atlas wird noch heute als Mann dargestellt, der auf Knien oder gebeugt die Himmelskugel auf dem Rücken trägt.

Auch in unserem Körper trägt der Halswirbel, der medizinisch auch C1 genannt wird, diese Last und verhindert, dass der eigene Kopf auf die Wirbelsäule fällt. Damit trägt er als erster Wirbel auch die größte Verantwortung und sitzt dabei auf 6 weiteren Halswirbeln.

Doch auch physiologisch weicht der Atlaswirbel von den restlichen Wirbeln ab:

Er besteht aus einem vorderen und hinteren Wirbelbogen und besitzt selbst keinen Wirbelkörper. Der Atlaswirbel erinnert an einen Knochenkreis. Sein breiteres Wirbelloch hilft ihm dabei, auf dem zweiten Wirbel, Axis, aufzuliegen und wird dort gehalten. Auch von der Größe ist der Atlaswirbel kleiner, dafür aber breiter.

WOFÜR DER ATLASWIRBEL ZUSTÄNDIG IST

Die 2 Bestandteile des Atlaswirbels bestehen aus einer dicken Knochenmasse: Der vordere Höcker, auch Querfortsatz genannt, und gegenüberliegend der hintere Höcker. Dieser besitzt Überbleibsel eines Dornfortsatzes, der durch die Evolution nach und nach an kleiner wurde.

Doch genau an dieser Stelle befinden sich zahlreiche und auch sehr wichtige Nerven: Der Atlas ist für die Blutzufuhr in das Gehirn zuständig sowie für das Innen- und Mittelohr. Dieser unscheinbare Wirbel trägt, neben einem Gewicht, dazu bei, dass unser Skelett gestützt wird. Durch eine Verschiebung gerät der eigene Körper aus dem Gleichgewicht und es kommt zu Fehlhaltungen und Fehlstellungen des Körpers. Durch eine Fehlstellung dieses Wirbels können Schwindel, Migräne, Gedächtnisstörungen und viele andere Symptome auftreten, die schwere Auswirkungen auf die eigene Gesundheit haben können. Um den Kopf drehen zu können, ihn nach vorne, unten oder zur Seite neigen zu können, wird dieser flexible Wirbel benötigt. Wird von einem „steifen Nacken" berichtet, ist fast immer der Atlaswirbel daran beteiligt. Denn nur durch ihn ist jeder von uns in der Lage, den Kopf überhaupt bewegen zu können.

Die Arteria vertebralis, ein Ast der Schlüsselbeinarterie, wandert von den ersten Brustwirbeln aus hoch über die Halswirbel zum Atlaswirbel. Dort wird sie weiter nach oben zum Gehirn geleitet. Auf dem Weg von den Brustwirbeln hoch zum Atlaswirbel versorgt diese Arterie die einzelnen Muskelpartien des Halses. Parallel wird die Arterie vom sogenannten Nervus vertebralis begleitet. Dieser Nerv wird auch als Wirbelnerv bezeichnet und wandert, zusammen mit der Arterie, über den Querfortsatzkanal durch die Wirbelsäule.

Dadurch, dass der Atlaswirbel breiter ist als die anderen Wirbel, liegen die Querfortsatzlöcher breiter auseinander. Dadurch werden Nerven und Arterien seitlich zum Gehirn geleitet, um die Kommunikation zwischen Gehirn und Körper zu sichern. Bei einer Verschiebung des Atlaswirbels kann diese Kommunikation gestört werden. Neurologische Defizite sind die Folgen.

Doch schauen wir uns dieses System etwas genauer an und was der Atlaswirbel damit zu tun hat:

Sobald der eigene Körper in Bewegung ist, werden Nerven und Muskeln sowie Wirbel bewegt. Verschiedene Bewegungen erzeugen ein unterschiedliches Gleichgewicht und es kann zu einer kurzfristigen Kompression der Nerven und Blutbahnen kommen. Wenn Sie selbst einmal falsch saßen und der Fuß einschläft, wurde die Blutzufuhr zum Fuß unterbrochen. Durch eine Verlagerung des Körpers oder des Gewichtes wird diese Unterbrechung aufgehoben und es kommt schnell zum Normalzustand. Im Gegensatz zu Nerven, Muskeln und Gefäßen stehen aber der Halte- und Stützapparat, also das Skelett und die Wirbel, unter einer permanenten Belastung. Diese wird aber immer wieder verlagert. Werden diese Bereiche nicht ausgeglichen, bilden sich permanente Schäden und die Nerven und die Blutbahnen werden unter dem dauerhaften Druck geschädigt. Das führt wiederum zu Dysfunktionen.

Die Wirbelsäule, die am höchsten Punkt den Atlaswirbel und somit auch den Kopf trägt, ist ein flexibles Gerüst. Durch Bänder, Sehnen sowie die Bandscheiben wird eine gewisse Bewegung der Wirbelsäule möglich. Der Atlaswirbel, der die größte Last, nämlich den Kopf, trägt, hält somit auch den Kopf gerade. Wenn der Atlaswirbel nun verschoben ist, kann der Schädel ebenfalls nicht mehr gerade und senkrecht gehalten werden. Dadurch wird der Schwerpunkt des eigenen Körpers verschoben und der Körper wird dieses Ungleichgewicht ausgleichen wollen. Dieses Ungleichgewicht kann bis zu einem bestimmten Punkt auch vom Körper ausgeglichen werden. Allerdings können Fehlstellungen des Kopfes bis zu 20 kg Differenz bewirken, die auf die eine oder andere Körperhälfte übertragen wird. Hierbei können Fehlstellungen der Wirbelsäule entstehen.

Im Nacken- und Halsbereich verlaufen auf engstem Raum Nerven, Muskeln, Bänder, aber auch Arterien, Lymphbahnen und die Halsschlagader, die alle in das Gehirn und auch wieder zurückführen. Die Motorik für Schulter, Brust und Arme verlaufen über ein Nervengeflecht, welches sich im Hals- und Nackenbereich befindet.

URSACHEN FÜR FEHLSTELLUNGEN DES HALSWIRBELS

Diese Beschwerden in der Halswirbelsäure werden auch als OAA-Komplex bezeichnet: Der Okziput-Atlas-Axis-Komplex. Dabei werden gezielt die ersten zwei Halswirbel bezeichnet, da diese daran beteiligt sind. Hierbei ist es gut zu wissen, dass der Atlaswirbel nicht an den Ursachen allein beteiligt ist, sondern es sich immer um die Kombination aus Atlas- und Axiswirbel handelt (C1 und C2) sowie dem Hinterhauptbein (C0). Das Hinterhauptbein bezeichnet die untere Schädelplatte, die auf dem Atlaswirbel selbst sitzt. Die Symptome und Schmerzen, ausgelöst durch den Atlaswirbel, können auf verschiedene Arten behandelt werden.

Diese Probleme mit dem Atlaswirbel können verschiedene Ursachen haben. Fest steht allerdings, dass viele Kinder mit Atlasproblemen Defizite aufweisen. Sie können nicht richtig schreiben, lesen, rechnen oder richtig zeichnen. Der verschobene Atlaswirbel löst eine Störung der Links-Rechts-Koordination aus, was für Kinder und dessen Zukunft schwere Folgen haben kann.

KISS-Syndrom

Bei der Geburt selbst können Neugeborene das KISS-Syndrom entwickeln. Das passiert, wenn eine Geburt schwieriger wird und ein starker Druck auf den Kopf, Nacken und Hals des Kindes drückt. Dadurch kann eine Fehlstellung entstehen, die aber sehr gut und auch effektiv behandelt werden kann. Dieses Syndrom wird allerdings nicht sofort erkannt, sondern wird meist erst im Laufe der nachfolgenden Wochen und Monate festgestellt. Deswegen sind regelmäßige Untersuchungen, speziell im Kopfbereich, notwendig sowie immer ein aufmerksamer Blick auf das Kind selbst. Dieses Syndrom kann sich unbehandelt über Jahre hinweg bis zum Erwachsenenalter auf die Person auswirken. Leider sind nicht alle Kinderärzte soweit ausgebildet, dass ein KISS-Syndrom frühzeitig erkannt wird.

Schleudertrauma

Doch nicht nur von Geburt an kann der Atlaswirbel seine Position verlassen: Schleudertrauma nach Unfällen oder Stürze auf den Kopf können Grund dafür sein, dass der Atlaswirbel in Schieflage gerät. Die plötzliche, starke Kraft, die auf den Hals lastet, ruft Verletzungen der Weichteile im Nacken hervor.

Dabei werden Nerven und Blutgefäße im Atlaswirbel komprimiert. Anfangs kann der Körper diese noch ausgleichen. Allerdings können Langzeitschäden die Folge sein, wenn diese Beeinträchtigungen nicht behandelt werden. Durch eine Therapie des Atlaswirbels werden die Strukturen des Halswirbels wiederhergestellt und verhelfen zu einer schnelleren Regeneration. Dadurch können die Muskeln und Nerven im Hals sich wieder entspannen und in ihren ursprünglichen Zustand zurückgehen.

Degenerative Ursachen

Auch die Wirbel und Bandscheiben erliegen irgendwann einer gewissen Abnutzung. Abhängig davon, wie gut sie im Laufe des Lebens gepflegt oder nicht gepflegt wurden, kann diese Abnutzung früher oder auch später auftreten. Je höher die regelmäßige Belastung, desto eher nutzen die Bandscheiben ab. Jahrelange körperliche Arbeit, die eigenen Gene und auch die Art des Sportes, der getrieben wird, hat Einfluss auf die Lebensdauer der Bandscheiben und somit auch auf die Wirbel.

Atlasblockade

Die Atlasblockade ist eine weitere Ursache, die zu verschiedenen gesundheitlichen Problemen mit dem Halswirbel führt. Hier können verschiedene Gründe dafür vorliegen, dass der Hals schmerzt und der Kopf nicht mehr bewegt werden kann. Angefangen bei der Zugluft und schlicht eine falsche Schlafposition. Die Muskeln im Hals versteifen sich und dies führt zu Verspannungen im kompletten Hals- und Nackenbereich. Diese Verspannungen sind meistens sehr schmerzhaft, legen sich aber innerhalb von wenigen Tagen von allein. Anders sieht es aus, wenn wir selbst schuld an der Blockade sind.

Die falsche Haltung am Computer, der tiefe Blick, wenn auf das Handy geschaut wird oder wenn die Sitzgelegenheit für den Tisch einfach zu hoch ist. Auch dabei versteifen sich die Muskeln und Nerven, weil ihre eigentliche Führung dazu ausgelegt ist, den Kopf oben zu halten. Bleibt der Kopf über einen längeren Zeitraum zu tief gesenkt, melden sich nach etwa einer Stunde bereits die ersten Anzeichen: Ein leichtes Ziehen im Nacken. Bereits hier ist es sinnvoll, den Kopf regelmäßig anzuheben, den Rücken zu bewegen und den Kopf mit leichten Drehungen etwas zu entlasten.

Was passiert, wenn der Schmerz einfach ignoriert wird? Wenn der Kopf bereits eine leichte Starre eingenommen hat, nach etwa 3 Stunden Arbeit am Computer ohne Bewegung, sind die ersten Bewegungen mit dem Kopf unangenehm und schmerzhaft. Die Muskulatur versucht, das Ungleichgewicht auszugleichen. Aber hier heißt die Devise: Nicht aufhören:

- Drehen Sie den Kopf langsam von links nach rechts, anschließend nach unten und nach oben. Sobald der Kopf in den Nacken gelegt wird, stellen sich die Schmerzen erneut ein. Die Nackenmuskulatur ist bereits leicht verhärtet und wirkt sich auf die Schultermuskulatur aus.

- Den Körper zu bewegen, kann ebenfalls sehr hilfreich sein. Einige Schritte laufen und gehen, sodass der komplette Rücken in Bewegung kommt, kann dabei behilflich sein, die akuten Schmerzen der Verspannung zu lindern.

- Dehnübungen der Nacken- und Schultermuskulatur sowie leichte Druck-massagen der verspannten Stellen lindern die Schmerzen. Für die Massage werden mit zwei Fingern, Zeige- und Mittelfinger, der Bereich unterhalb der Ohren massiert.

Als erste Maßnahme helfen leichte und sanfte Bewegungen. Dadurch wird die Muskulatur des Nackens wieder beansprucht und gewinnt nach und nach wieder an Bewegung. Die zweite Maßnahme, sobald es die Möglichkeit dazu gibt, ist Wärme. Solange es sich noch um eine Muskelverspannung handelt, wie es durch falsches Liegen in der Nacht meistens der Fall ist, hilft Wärme, den Muskel zu lockern. Auch eine heiße Badewanne oder Dusche können dabei sehr behilflich sein.

Sollten die Schmerzen nach rund 2 bis 3 Tagen nicht abklingen oder sich verbessern, ist es ratsam, einen ärztlichen Rat einzuholen.

Die Atlasblockade kommt selten allein

Die Atlasblockade hat immer mehrere Ursachen gleichzeitig. Hier spielen eine muskuläre Verspannung sowie eine Wirbelblockade und eine Wirbelverschiebung ineinander. Die Atlasblockade wird daran erkannt, dass der Sitz des Hinterkopfes verschoben ist. Ebenso sitzen die stark verspannten

Muskeln tiefer und meist wird zudem der Kopf in einer Schonhaltung gehalten. Er gerät dabei in Schieflage. Diese Blockade kann auch dazu führen, dass Migräne und Kopfschmerzen, Schwindel sowie Übelkeit die Folge sind. Leider wird in der Schulmedizin der Atlaswirbel meist außer Acht gelassen, sodass eine intensive Anamnese und Suche nach der Ursache folgen. Da die Schulmedizin seltener auf den Atlaswirbel als Ursache kommt, ist es sinnvoll, einen Experten aufzusuchen. Dafür stehen speziell ausgebildete Atlastherapeuten zur Verfügung, die auch über die entsprechenden Kenntnisse verfügen.

DIE ATLASFEHLSTELLUNG UND DESSEN AUSWIRKUNGEN

Die Fehlstellung des Atlaswirbels hat mehrere Ursachen und auch verschiedene Symptome. Die Atlasfehlstellung wird vom eigenen Körper ausgeglichen, allerdings führt dies zu Fehlstellungen des Körpers. Besonders unser Kopf leidet darunter: Die eigenen Augen und der Blick sind generell immer horizontal gerichtet. Unser Gehirn versucht grundsätzlich, den Mittelpunkt eines Raumes zu erfassen und uns an unsere Umgebung anzupassen. Dadurch bleibt der eigene Kopf in einer geraden Position, wohingegen der Rest des Körpers in einer Fehlhaltung steht. Die Muskeln und Bänder werden durch den Ausgleich des Gehirns unter einen dauerhaften Stress gesetzt. Nackenschmerzen, Spannungskopfschmerzen sowie Nackenstarre und Einschränkung der Kopfbewegungen sind die Folgen.

Hier ist es ratsam, die Wurzel der Probleme zu finden. Aber auch ein zusätzliches Training zur Stärkung der Halsmuskulatur kann dabei behilflich sein.

Die Fehlstellung des Atlaswirbels hat Einfluss auf das komplette Skelett. Wie eine Kettenreaktion richten sich die unteren Wirbel nach ihrem Vorgänger. Liegt der Atlaswirbel falsch auf, richten sich der Axiswirbel, der zweite Halswirbel, nach dem ersten. Diese Fehlhaltung wird von allen 26 Wirbeln angepasst, bis hinunter zum Steißbein. Hierbei wird die optimale Körperhaltung gestört, wodurch permanente Muskelverspannungen hervorgerufen werden. Diese Muskelverspannungen können neben Schmerzen außerdem eine Subluxation anderer Wirbel auslösen. Das bedeutet, dass der Wirbel, der seine Position verloren hat, auf Nerven drücken kann oder Impulse der Nerven verloren gehen. Dieser Druck kann sich weitgehend auch auf die komplette Wirbelsäule und die Nervenwurzeln auswirken. Wie mit dem eingeschlafenen Fuß, das Ameisenkribbeln.

Doch nicht nur der Atlaswirbel selbst kann Ursache für eine Erkrankung sein, sondern es betrifft den kompletten Hals- und Nackenbereich. Sowie der Atlaswirbel sich auf den kompletten Körper auswirkt, können Blockaden, Verspannungen und Überlastungen auch dem Atlaswirbel schaden. Die wichtigen Muskeln und Bänder im Hals können ebenfalls stark strapaziert werden, sodass sie sich auf die Wirbel auswirken. Dies sollte kein Dauerzustand sein und es muss unterschieden werden, ob es sich um eine Blockade oder Verspannung handelt. Wurde der Nacken und Hals durch zu starkes Training strapaziert, ist Muskelkater ebenfalls ein Grund. Dieser Muskelkater und die folgenden Schmerzen sind allerdings nur temporär und gehen nach rund 3 Tagen von allein wieder weg.

WAS, WENN DIE BLOCKADE ODER FEHLSTELLUNG IGNORIERT WIRD?

Es ist nie ratsam, anhaltende Schmerzen zu ignorieren oder mit Schmerzmitteln zu betäuben. Speziell bei Schmerzen im Muskulatur- und Nervenbereich können sie wenig helfen, da diese andere Medikamente benötigen. Hierbei geht es auch nicht nur um die schnelle Hilfe, sondern auch darum, Langzeitschäden zu vermeiden.

Sobald der Atlaswirbel verschoben ist oder nicht richtig sitzt, kann es neben chronischen Schmerzen auch zu Fehlbildungen kommen. Eine Beckenschieflage, aber auch Kieferschmerzen, eine Verkrümmung der Wirbelsäule (Skoliose) und auch eine vollständige Asymmetrie des Körpers können die Folgen sein. Eine sogenannte Skoliose, also eine seitliche Verkrümmung der Wirbelsäule, sowie verschiedene Höhen der Schultern können schwere Folgen haben.

Entlang der Wirbel verlaufen wichtige Nerven, wie die Spinalnervenwurzel. Diese wird auch als Rückenmarksnerv bezeichnet. Durch eine Blockade der Wirbel, speziell des Atlaswirbels, wird ein schmerzhafter Druck auf diesen Nerv ausgeübt. Um dies zu

beheben, wird in der Schulmedizin Kortison einge-
setzt, welches allerdings auf lange Sicht gesehen
schwere Nebenwirkungen mit sich trägt. Daher
sollte eine Korrektur des Atlaswirbels nicht zu lange
aufgeschoben werden.

Viele Auswirkungen betreffen dabei den zweiten Halswirbel.

WELCHE SYMPTOME KÖNNEN AUFTRETEN?

Da der Atlaswirbel für den gesamten Körper zuständig ist, ist die Symptome-Liste leider entsprechend
lang. Neben einer Bewegungseinschränkung des
Kopfes und einem harten Nacken können folgende
Symptome auftreten, wenn der Atlaswirbel nicht an
seiner korrekten Position sitzt:

- Kopfschmerzen
- Migräne
- Schwindel
- Nackenschmerzen
- Tinnitus
- Gleichgewichtsstörungen

- Rückenschmerzen
- Lenden- und Beckenschmerzen
- Übelkeit
- Verspannungen und Schmerzen
- Sehstörungen
- Beschwerden des Stütz- und Bewegungsapparates

Verspannungen des Halses lassen sich leicht selbst lösen. Durch Wärme, leichte Massagen und Bewegungen sollten sie somit kein Problem darstellen. Probleme mit dem Wirbel hingegen gehören in professionelle Hände. Dazu kann sowohl der Internist aber auch Chiropraktiker und Heilpraktiker etwas dazu beitragen. Hier muss allerdings klar definiert sein, woher die Schmerzen kommen, was sie verursacht und ob es sich um eine Blockade oder tatsächlich um eine Fehlstellung handelt. Die Blockade selbst kann vom Internisten behoben werden. Bei dem Einrenken des Kopfes und des Genicks ist es immer sinnvoll, sich in Hände zu begeben, die sich in diesem Fachgebiet absolut auskennen.

Ich möchte dringend davon abraten, einen verschobenen Wirbel selbst einrenken zu wollen oder mithilfe von Freunden oder Familie. An den verschiedenen Wirbeln verlaufen unzählige Nerven, Blutgefäße und Muskeln, die bei einer falschen Behandlung dauerhaft geschädigt werden können. Aber es gibt Übungen, um eine Blockade zu verbessern oder komplett zu lösen.

Autofahrer erkennen ebenfalls schnell, ob der Atlaswirbel oder allgemein die Halswirbel Probleme verursachen: Der Schulterblick löst Schmerzen im Nacken aus oder kann nicht richtig ausgeführt werden. Sollte dies der Fall sein, sollten Sie sich ärztlich beraten lassen. Besonders beim Autofahren ist die Funktion der Wirbel essenziell, um alles Wichtige sehen zu können. Sollte diese Bewegung eingeschränkt sein, bringen Sie womöglich sich selbst in Gefahr.

Der Atlaswirbel und eine Atlasblockade können Ursache für rund 30 Symptome darstellen. Daher ist oft nicht sofort zu erkennen, ob es sich um eine typische Migräne handelt, die neurologisch ausgelöst wird, oder ob der Atlaswirbel dahintersteckt. Ebenso können Magen-Darm-Beschwerden ihre Ursache bei diesem kleinen Wirbel haben. Das liegt daran, dass sich der Atlaswirbel bei einer falschen Position auf den sogenannten Vagusnerv auswirkt.

Dieser Nerv ist für die Produktion der Magensäure zuständig sowie für die Peristaltik, also der Bewegung für den Magen und Darm. In einer Studie wurde herausgefunden, dass rund 69 % der Magen-Darm-Beschwerden durch eine Atlaskorrektur verbessert wurden. Von rund 20 % der Betroffenen wurden die Beschwerden vollständig geheilt.

Wie bereits erwähnt, folgt eine Kettenreaktion, wenn der Atlaswirbel verschoben ist. Dies wirkt sich auch selbst auf Becken und Lenden aus. Dadurch kann ein Schiefstand des Beckens sowie eine erhöhte Chance für einen Bandscheibenvorfall entstehen. Ebenso sind Beschwerden in Hüfte und in den Beinen möglich, weil durch eine Fehlstellung des Beckens Nerven eingeklemmt werden. Dies erkennt man zum Beispiel gut daran, wenn die Füße oder das komplette Bein „einschlafen", weil die Nerven oder die Blutzufuhr nicht ordnungsgemäß funktionieren.

Problematisch wird es vor allem dann, wenn die Probleme mit dem Atlaswirbel weiter zu den Brustwirbeln und Lendenwirbeln übergehen. Dabei ist zudem auch das Kreuzbein betroffen, sodass auch unerwartete Stellen des Körpers betroffen sein können. Da Gefäße und Nerven eingeklemmt werden, können verschiedene Organe unterversorgt werden. Besonders die verhärteten Muskeln drücken die Lymphgefäße zusammen, die zwischen den einzelnen Muskeln verlaufen. Eigentlich sollen diese von den Muskeln geschützt werden. Die Folgen können zu einer Ansammlung von Stoffwechselschlacken, die im Gewebe sitzen, führen. Die Muskeln verhärten sich dadurch immer mehr, wodurch die wichtigste Blutversorgung unterbrochen werden kann.

Deswegen sollten Atlasprobleme oder Blockaden, die über einen längeren Zeitraum bestehen, sehr ernst genommen werden.

Behandlungsmöglichk eiten

In der Regel besteht die erste Therapie durch Entlastung. Je nach Problemen können eine Fehlhaltungskorrektur oder eine Altastherapie behilflich sein. Beide Therapien zeigen schnell Wirkung und können helfen, Muskel-Skelett-Erkrankungen vorzubeugen sowie eine akute Atlasblockade zu lindern. Selbst im Alltag können der Rücken und die Wirbel so entlastet und entspannt werden, dass es kinderleicht ist, diese zu integrieren. Generell können Blockaden auch medikamentös behandelt werden. Mit Muskelrelaxanzien und Entzündungshemmern gehen Behandlungen schnell. Allerdings bilden sie keine dauerhafte Lösung. Ist die eigene Skelettstruktur nicht in der idealen Form, werden die Schmerzen immer wieder zurückkehren.

Bewegung

Als Erstes ist immer Bewegung der erste Schritt. Die Muskeln und Nerven unseres Körpers sind dazu ausgelegt, benutzt und bewegt zu werden. Bereits in den Schulen wird beigebracht, still zu sitzen und sich kaum zu bewegen. Dadurch leiden auch bereits junge Menschen und Schüler an Rückenleiden. Durch das nicht Nutzen der Muskulatur nimmt diese ab und muss über einen längeren Zeitraum wiederaufgebaut werden. Zusätzlich zum langen Berufsalltag kommt womöglich noch Stress dazu, sodass das eigene Körpergefühl schwindet oder Signale des Körpers ignoriert werden. Zwischen Arbeitsschritten einfach kurz aufstehen und sich bewegen und strecken, kann bereits Wunder für den Rücken bewirken. Ebenso wie einige Schritte laufen. Im Schnitt sitzen Personen rund 12 Stunden ohne Bewegung. Weitere 7 bis 8 Stunden wird schlafend verbracht. Aber entsprechend fehlt dem Rückgrat die Bewegung, um geschmeidig und elastisch zu bleiben.

Die richtige Haltung

Die Arbeit am Computer kann sehr viel der eigenen Haltung kaputt machen. Besonders die Arbeit an Laptops und Notebooks wirkt sich auf den Atlaswirbel aus, da bei diesen Geräten konstant leicht nach unten geschaut wird. Das verstärkt den Druck auf die Halswirbel und ist entsprechend nicht förderlich. Aber auch der normale Monitor, der zwar höher liegt, aber auf den konstant und starr geschaut wird, kann zu einer Blockade des Wirbels führen.

Für beide Arbeiten ist das regelmäßige Bewegen und Drehen des Kopfes wichtig. So werden die Muskeln beansprucht, ohne starr zu werden. Aber nicht nur die Position des Kopfes ist wichtig, sondern auch die des gesamten Körpers. Es ist anfangs sehr ungewohnt, doch setzen Sie sich einfach mal vorne auf die Kante des Stuhls. Sowohl auf der Arbeit als auch am Tisch. Durch die gestreckte Haltung des Rückens bewegt sich auch automatisch der Kopf in eine gerade Position. Ein positiver Nebeneffekt ist, dass Sie besser Luft bekommen. Aber bereits nach rund 10 Minuten Geradesitzen werden Sie selbst merken, dass Ihnen der Rücken wehtut, weil Ihr Rücken es nicht mehr gewohnt ist, eine natürliche Haltung einzunehmen.

Ebenso wie die Arbeit und die Haltung tragen auch Handys und Bücher zu einer Nackenstarre bei. Auch hier wird der Kopf konstant nach unten gehalten. Wie bereits erwähnt, lasten rund 5 bis 6 kg Gewicht auf dem Atlaswirbel. Durch die unnatürliche Haltung des permanenten nach unten Schauens entsteht ein sogenannter „Handynacken". Und dabei werden teilweise bis zu 30 kg zusätzliche Belastung auf den Nacken und somit auch auf die Halswirbel gelegt. Um Langzeitschäden zu vermeiden, sollte diese Haltung nicht länger als 4 Stunden eingenommen werden und regelmäßige Bewegungen eingeplant werden. Außerdem ist es ratsam, vor allem, wenn das Smartphone benutzt werden muss, das Handy auf Höhe des Gesichtes zu halten und nicht den Kopf danach zu richten.

Besonders wenn die Arbeit im Home-Office stattfindet, wird meist nicht an einem Schreibtisch gearbeitet, sondern auch im Garten oder mit dem Notebook auf dem Schoß. Auch werden neben der Arbeit gerne Filme auf mobilen Geräten angesehen. Auch hier leidet der Kopf und der Wirbel, da der

Kopf konstant leicht nach unten gesenkt wird. Hier kann ein dickeres Kissen auf den Schoß genommen werden, um das Gerät selbst höher zu setzen und den Wirbel zu entlasten. Es stehen außerdem noch spezielle Notebooktische zur Verfügung. Je nach Ausführung passen auch Handys oder Tablets auf diese Tische. Sie sind individuell einstellbar und können entsprechend an die Körpergröße und Winkel des Kopfes ideal angepasst werden.

Zu der richtigen Haltung gibt es zudem eine spezielle Personengruppe, die oft gefährdet ist: Musiker. Besonders diejenigen, die seit vielen Jahren aktiv spielen, kennen dieses Problem mit Hals und Nacken besonders gut. Auch wenn Musiker eine gerade Sitzhaltung erlernen, kommt es immer wieder vor, dass der Kopf konstant in einem anstrengenden Winkel gehalten wird. Flötisten, Violinisten und Musiker mit Instrumenten, die seitlich gehalten werden, neigen dazu, den Kopf zur Seite zu lehnen. Bei anderen Musikern wie Bläser und Pianisten neigt der Kopf eher nach unten. Oft werden Instrumente von klein auf gelernt, sodass auch frühzeitig Fehlstellungen auftreten können. Dadurch sind leider auch schon Kinder von Fehlstellungen betroffen, sodass auch hier schnell gehandelt werden sollte.

Das richtige Kissen

Auch wenn es eigentlich sehr simpel klingt, aber das falsche Kissen ist ein wichtiger Faktor, wenn es um Verspannungen und Blockaden geht. Rund 30 Millionen Menschen leiden an verspannten Nackenmuskeln sowie Problemen mit den Halswirbeln. Durch ein anatomisch ideales Kissen können viele Verspannungen und Blockaden gelöst werden, da sich Hals, Nacken und Schultern in der Ruhephase entspannen können.

Dazu ist es wichtig zu wissen, dass viele Kissen oder Schlafgelegenheiten für viele zu hoch oder zu tief gelegen sind. Dadurch geraten die Halswirbel und Muskeln in eine unnatürliche Haltung, die mehrere Stunden in der Nacht gehalten wird. Ein optimales Kissen, das an die Schulterhöhe sowie an das Gewicht des Kopfes angepasst ist, kann die empfindliche Halswirbelpartie schützen und verschiedene Probleme vorbeugen. Speziell Nacken- und Schulterschmerzen können durch ein korrektes Kissen gelindert werden.

Wenn diese Maßnahmen nicht helfen und es zu keiner Linderung kommt oder nicht vorgebeugt werden kann, hilft lediglich noch der Besuch beim Orthopäden.

Doch neben einem richtigen Kissen ist auch die richtige Schlafposition wichtig. Sollten Sie auf dem Bauch schlafen, ist es ratsam, sich auf den Rücken oder auf die Seite umzustellen. Durch die Bauchlage liegt der Wirbel selbst in einer unnatürlichen Position, was zu Verspannungen führen kann. Der Kopf liegt während der Bauchlage mehrere Stunden zur Seite gedreht. Das ist eine hohe Belastung für Wirbel und Muskulatur und überdehnt dabei die Muskeln ungleichmäßig.

Wärme und Salben

Sobald der Wirbel selbst betroffen ist, wird er nicht nur von den Bändern gehalten, sondern auch fest von der umliegenden Muskulatur. Sobald die Muskulatur versteift oder verspannt ist, werden die Probleme mit dem Atlaswirbel verstärkt. Daher ist es immer der erste Schritt, die Muskulatur im Hals und Nacken zu lösen. Wärme lindert dadurch auch gleichzeitig die Schmerzen, die ausgelöst werden. Die gelockerte Muskulatur kann zusätzlich dem

Chirotherapeuten dabei helfen, den verschobenen Atlaswirbel wieder in seine richtige Position zu bringen.

VERSPANNUNGEN LÖSEN – DEM ATLAS HELFEN

Umgeben von Muskeln, Bändern und Nerven sitzt der Atlaswirbel in einem wichtigen Knotenpunkt des Körpers. Jede Verspannung und Bänderüberdehnung drückt auf den Wirbel und lässt ihn in seiner Bewegung einschränken. Das Thema Verspannungen im Nacken oder der Muskeln betrifft dabei aber nicht nur den Atlaswirbel. Solche Verspannungen schaden dabei dem Wirbel, aber auch dem gesamten Körper. Der Atlaswirbel ist ein bandgeführter Wirbel. Das bedeutet, er wird durch Bänder stabilisiert und gehalten. Starke Bewegungen, wie Unfälle oder Schleudertrauma, können dazu beitragen, aber auch eine ungünstige Schlafposition. Doch speziell die Verspannungen im Nacken und Hals beeinträchtigen massiv die Wirbel: Verspannte und verhärtete Muskeln drücken auf Nerven, Sehnen und verschiedene Wirbel, wodurch die Bewegung eingeschränkt wird.

Da die flexible Wirbelsäule aber bewegt werden muss, vermeiden viele Personen die Bewegung, wenn der Schmerz aufkommt. Doch diese Verspannungen haben weitgehende Folgen für den gesamten Körper, da Blutgefäße und Nerven eingeklemmt werden. Die Blut- und Sauerstoffzufuhr zum Gehirn wird eingeschränkt sowie Nerven geschädigt. Sie erhalten nun eine Übersicht, was die verspannte Muskulatur, außerhalb des Atlaswirbels, für Folgen haben kann.

Muskeln, auch die im Hals und Nacken, müssen bewegt und genutzt werden, da sie sonst verkümmern. Sie nehmen ab und sind dadurch anfälliger für Verletzungen oder Verhärtungen.

Kopfschmerzen

Kopfschmerzen haben viele Ursachen. Besonders Spannungskopfschmerzen haben ihren Ursprung in einer Verspannung. Bereits morgens beginnen diese und können sowohl einseitig als auch beidseitig auftreten. Neben einer schlechten Schlaflage können auch Stress, falsche Körperhaltung während der Arbeit, aber auch langes Sitzen diese Verspannungen auslösen. Leichtes Dehnen, Drehen und Strecken des Kopfes und Nacken können dabei helfen, die

Muskulatur zu lockern und somit die Kopfschmerzen zu mildern.

Schwindel

Die Muskulatur im Hals und an den Halswirbeln umschließt wichtige Nerven und Gefäße. Sind die Muskeln rund um den Nacken verhärtet, werden die verschiedenen Blutgefäße eingeengt. Das Gehirn wird mit weniger Sauerstoff und Blut versorgt, wodurch Schwindelgefühl entsteht. Dieses Symptom tritt dann auf, wenn häufiger Stress und psychische Belastungen über einen längeren Zeitraum auf dem Körper lasten. Dadurch werden die Muskeln ebenfalls beansprucht.

Übelkeit

Übelkeit durch Muskelverspannung entsteht durch eine Kombination aus Kopfschmerzen und Schwindel. Das Gehirn wird unterversorgt, was zu Kopfschmerzen und Schwindel führt. Übelkeit ist die Folge, die auch sehr stark auftreten kann. Hier spielt vor allem die Ursache Schwindel und Übelkeit eine Rolle. Die Informationen des Innenohres werden nicht korrekt an das Gehirn weitergeleitet oder werden gestört. Sagt das Innenohr A und die Augen B, ist das Gehirn überfordert und versucht, einen Mittelweg zu finden, um auf beide Organe zu hören.

Rückenschmerzen

Um die Rückenschmerzen und die Nackenschmerzen in einem Satz zu erklären, ist es wichtig, die eigene Physiologie zu kennen. Allein im Nacken befinden sich 16 verschiedene Muskeln, einer davon ist der Trapezmuskel. Er zieht vom Hinterkopf runter über den Nacken bis hin zu den Schultern. Er verbindet Schultern, Hals und Rücken miteinander. An ihn grenzt der Schulterhebemuskel. Versteift oder verhärtet sich der Nacken und dessen Muskulatur, ist entsprechend auch der Trapezmuskel beteiligt. Dieser wirkt sich auf die Schultern aus, sodass die Bewegung der Arme beeinträchtigt sein kann, wenn dieser Muskel selbst betroffen ist. Der komplette Rücken kann betroffen sein und Schmerzen auslösen.

Bewegungseinschränkung

Wird der Körper konstant einseitig gehalten, führt dies zu Nackenschmerzen. Diese Schmerzen lösen eine Verspannung aus. Um die Schmerzen zu lindern, nehmen viele Menschen eine Schonhaltung ein. Doch genau diese Schonhaltung führt zu weiteren Problemen: Bewegungseinschränkung. Der Muskel und die Nerven gewöhnen sich nach und nach an diese Haltung, sodass eine korrekte Haltung Schmerzen auslösen oder bestimmte Muskeln nicht bewegt werden können. Besonders im Nackenbereich kann diese Bewegungseinschränkung dazu führen, dass der Kopf schlecht oder gar nicht mehr bewegt werden kann.

Nur ein Körper, der in seiner idealen Haltung und Position ist, kann langfristig beschwerdefrei bleiben. Im gleichen Atemzug bleibt der Körper auch stabil und fit.

HWS-SYNDROM

Das HWS-Syndrom, also das Halswirbelsäulen-Syndrom, beschreibt verschiedene Beschwerden rund um den Hals-Nacken-Bereich. Dazu zählen auch die Bandscheiben der Halswirbel. Dieses Syndrom kann durch verspannte Muskeln, aber auch Verletzungen und Entzündungen der Wirbelgelenke hervorgerufen werden. Dabei wird zwischen einer akuten und chronischen Erkrankung differenziert. Die Therapien können dabei sehr langwierig sein, je nach Schaden und Auswirkungen auf den Körper. Durch eine genaue Untersuchung bei einem Facharzt wird die Ursache für dieses Syndrom analysiert und verschiedene Therapieansätze können anschließend genutzt werden.

Viele dieser Therapien benötigen einen längeren Zeitraum oder wirken sogar sofort. Durch ein klärendes Gespräch kann der Spezialist eine geeignete Therapie anwenden, die erfolgversprechend ist. Je früher eine Behandlung begonnen wird, desto schneller können Beschwerden gelindert und chronische Erkrankungen vermieden werden.

Physiotherapie und Chiropraktik

Mit gezielten und geführten Bewegungen werden die Muskeln entspannt und dazu werden meist ergänzend Schmerzmittel verschrieben. Die Kombination aus Dehnübungen, Kräftigungs- und Bewegungsübungen und auch spezielle Massagetechniken helfen dabei, die Blockade zu lösen und den Schmerz zu lindern. Diese manuelle und konservative Therapie eignet sich besonders dann, wenn das HWS-Syndrom gerade erst beginnt oder noch keine Schäden an Nerven und Gefäßen vorliegen. Die Therapie dient der Schmerzlinderung sowie dem Aufbau und dem Stützen der Muskulatur.

Faszientraining

Faszien sind bindegewebige Häute. Sie sind sehr zäh und fein. Sie umhüllen die Muskeln und grenzen einzelne Muskeln voneinander ab. Diese feinen Faszien können aber verkleben, was die Bewegung der Faszien selbst beeinträchtigt. Stress, dauerhafte Verhärtungen sowie zu wenig Bewegung können Ursache für diese Verklebung sein. In einer speziellen Therapieform werden diese Faszien gelockert, um Fehlhaltungen korrigieren zu können.

Funktionelles Training

Dieses Training hilft dabei, dem Körper wieder beizubringen, welche Bewegungen für ihn normal sein sollten und diese Bewegungen werden teilweise komplett erlernt. Wenn Muskeln dauerhaft nicht genutzt werden, „vergessen" sie ihre Bewegung und müssen diese erneut lernen. Ähnlich wie bei der Rehabilitation nach längerem Gips tragen. Der Körper muss erneut diese Bewegungen lernen und umsetzen. Nach und nach werden Bewegungen Schritt für Schritt neu gelernt und gesteigert.

Wärmetherapie

Fango- und Schlammpackungen sind auch für die Wärmetherapie ideal. Die Wärme fördert die Lockerung der Muskeln. Eine Rotlichtbestrahlung ist ebenso hilfreich. Die lokale Wärme senkt die Spannung der Muskeln, fördert die Durchblutung und verbessert die Dehnfähigkeit des Bindegewebes. Das wiederum lindert die Schmerzen.

Entspannungstraining

Verspannungen und Blockaden können auch schnell durch Stress ausgelöst werden. Wer unter permanentem Stress leidet, braucht einen Ausgleich. Yoga, Meditation, aber auch autogenes Training sowie eine Muskelentspannung nach Jacobsen sind einige von vielen Möglichkeiten. Die Entspannung nimmt die Spannung von den Muskeln. Dadurch werden Schmerzen gelindert.

Kinesio-Taping

Die Kinesio-Tapes bestehen aus einem dehnbaren Verbandmaterial. Es wird auf bestimmte Stellen und Muskeln geklebt, wodurch das Tape Muskeln, Gewebe, Gelenke sowie die Verbesserung des Blutflusses positiv beeinflusst. Das Tape selbst wirkt dabei unterstützend und fördert die Selbstheilung des Körpers. Es hilft zudem bei Überlastungen, Entzündungen sowie Instabilität von Gelenken und auch bei Migräne. Generell sollte dieses Tape von einem Arzt angelegt werden. Mit einer entsprechenden Einweisung und etwas Übung können sie auch selbst angelegt werden.

Reizstrombehandlung

Diese Behandlung spricht gezielt die Muskeln an. Durch angenehme Stromimpulse werden geringe Mengen von gezielten Medikamenten in das Unterhautgewebe geführt. Der Schmerz selbst wird dadurch auch blockiert, die Durchblutung wird gefördert und die verspannten Muskeln können sich dadurch lockern. Der geringe Schmerz, der durch den Reizstrom ausgelöst wird, hilft dem Gehirn, Endorphine, auch als Glückshormone bekannt, auszuschütten und sich dabei zusätzlich zu entspannen.

Quaddeltherapie

Diese Therapieform wird von Ärzten angewendet, wenn die Muskelpartien durch andere Verfahren nicht gelockert werden können. Hierbei werden gezielt Medikamente unter die Haut gespritzt, die dabei sehr schnell sehr warm werden. Dadurch werden die Muskeln direkt innerhalb des Körpers mit Wärme therapiert. Dabei werden die Muskeln zusätzlich mit Lokalanästhetika behandelt, um die Hautnerven zu betäuben. Diese Injektionen bilden anschließend Quaddeln, die im Laufe der Zeit von allein zurückgehen.

Die Psyche leidet mit

Ein Großteil der Verspannungen kommt von einer zu geringen Bewegung und der falschen Haltung. Aber auch Stress kann eine Ursache sein, wieso die Nackenmuskulatur sich verspannt und somit die komplette Bewegung eingeschränkt sein kann. Hierbei wird zwischen dem körperlichen und dem psychischen Stress differenziert. Dabei können beide Stressarten ineinandergreifen oder sich gegenseitig verstärken. Doch auch Stress für sich allein kann starke Verspannungen auslösen und zu den oben genannten Symptomen beitragen. Aber die eigene Psyche leidet besonders darunter, wenn Bewegungseinschränkungen und Schmerz aufeinandertreffen.

Krankschreibung

Chronische Schmerzen bedeuten meist auch Arbeitsausfälle. Es kann auch zu Reha-Aufenthalten kommen, was auch gleichzeitig einen Ausfall von bis zu 6 Wochen bedeutet. Je nach Länge des Krankschreibens liegt dabei schnell der Segen der Arbeitskollegen und des Arbeitgebers schief, sodass viele sich leider gegen einen Reha-Aufenthalt äußern. Dadurch werden die Schmerzen weiter ertragen, um nicht unkollegial zu sein. Diese Krankschreibungen können aber auch immer wieder kurz auftreten. Die Bewegungseinschränkung oder die Schmerzen drücken Sie selbst in die Knie und so werden immer nur kurze Tage Ruhe eingeräumt, ohne dass die eigentlichen Probleme ausheilen können oder behandelt werden.

Verlust der Arbeit

Auch wenn Arbeitsplätze geschützt sind und ein Arbeitgeber nicht grundlos kündigen kann: So können chronische Schmerzen, die zu vermehrten Ausfällen führen, einem Betrieb schaden. Fallen Sie tatsächlich rund 6 Wochen im Jahr oder länger aus, besteht eine Rechtfertigung des Arbeitgebers, sodass eine Kündigung ausgesprochen werden darf. Ebenso besteht die Möglichkeit, sollte in Zukunft keine Besserung in Sicht sein, dass Sie auch hier den Arbeitsplatz verlieren können.

Soziale Kontakte mindern

Bewegungseinschränkung bedeutet auch zeitgleich Lebensqualität verlieren. Der Körper kann einfach nicht so funktionieren, wie es gewünscht ist. Spaziergänge, Einkaufstouren, Hobbys und Vereine verlieren an Wert, da diese nicht ausgelebt werden können. Selbst der regelmäßige Kaffee mit den Nachbarn wird zur Qual, sodass regelmäßig abgesagt wird. Über einen längeren Zeitraum stoßen Sie leider weniger auf das Verständnis und können so soziale Kontakte verlieren.

Depressionen

Dieser Zustand, aufgrund von Schmerzen und Bewegungseinschränkung, ist fast schon das Schlimmste, was eintreffen kann. Wenn das soziale Leben schweigt und die Lebensfreude immer weiter sinkt, fällt auch die eigene Laune und das Wohlbefinden.

Sie können durch diese Einschränkungen in eine mittlere bis schwere Depression fallen, die immer ärztliche Hilfe benötigt. Sätze wie „Was kann und soll ich denn auch machen mit den Schmerzen?" treten immer häufiger auf. Dieser Prozess ist schleichend und sollte grundsätzlich niemals ignoriert werden.

Unter Schmerzen leidet das allgemeine Wohlbefinden. Nicht nur der Körper leidet, sondern ab einem bestimmten Punkt wird der Schmerz schon fast als Ausrede genutzt. „Ich kann nicht, weil ich Schmerzen haben". Doch genau die Bewegung trägt dazu bei, schneller gesund zu werden.

Dabei liegt der Schwerpunkt aber nicht auf den Schmerzen oder der Einschränkung, sondern dass der Fokus selbst daraufgelegt wird. Wenn die eigenen Gedanken und das Leben um dieses Problem gelegt werden, bleibt dieses Problem weiterhin bestehen. Die eigene Psyche spielt eine große Rolle in der eigenen Heilung. Um dies zu verstehen, nutze ich gerne das Beispiel des Broken-Heart-Syndroms. Das gebrochene Herz-Syndrom, wie es übersetzt heißt, ist eine kardiologische Krankheit. Das Herz steht so unter Stress, dass es zu einem Herzinfarkt ähnlichen Ereignis kommt. Fachlich wird es auch als Stress-

Kardiomyopathie bezeichnet. Dabei wird dieser Stress von einer emotionalen Belastung ausgelöst, zum Beispiel wenn der Lebenspartner verstirbt, bei Existenzängsten oder selbst bei schönen Ereignissen wie einer Hochzeit. Dieser emotionale Zustand wirkt sich direkt auf das eigene Herz aus und kann schwere Schäden verursachen.

Ähnlich sieht es auch mit Schmerzen aus: Konzentrieren wir uns auf den Schmerz und das Leid, wird es entsprechend verstärkt und kann zu schweren Komplikationen führen. In erster Linie für die eigene Psyche. Wie oben bereits erwähnt, können Bewegungseinschränkungen bis zur schweren Depression führen. In einer Studie des Forscherteams um Emiko Petrosky des Center for Disease Control und Prevention, also die US-Behörde des Gesundheitsministeriums, wurde Folgendes herausgefunden: Rund 10.000 Personen, die Suizid begangen haben, litten unter chronischen Schmerzen. An dieser Studie ist sehr gut zu erkennen, dass die Psyche eine wichtige Rolle in der eigenen, körperlichen Gesundheit spielt.

Den richtigen Arzt wählen

Liegen Probleme mit dem Atlaswirbel oder generell mit dem Hals und Nacken vor, sollte der erste Weg immer zum eigenen Hausarzt sein. Leider können diese selbst weniger die Schmerzen lindern oder einrenken, sondern überweisen Sie zu einem Spezialisten.

Internist

Der Internist selbst findet die eigentliche Ursache der Schmerzen. Durch eine ausführliche Anamnese werden wichtige Fragen gestellt: Gab es einen Unfall oder Sturz? Wie lange bestehen die Schmerzen? Inwieweit ist die Bewegung eingeschränkt? Diese und weitere Fragen werden abgeklärt. Erst danach kann der Internist selbst eine Diagnose stellen oder einen Spezialisten dazu holen.

Physiotherapeut

Nachdem der Internist eine Diagnose stellt, kommt die Physiotherapie auf den Plan. Hierbei werden Bewegungen und Funktionen des Körpers wiederhergestellt sowie Schmerzen dadurch reduziert. Mit verschiedenen Techniken wird die Selbstheilung des Körpers gefördert. Dabei werden die Bedürfnisse der Patienten berücksichtigt sowie der Behandlungsplan genau auf diese abgestimmt.

Chiropraktiker

Wenn der Atlaswirbel als Ursache der Probleme lokalisiert ist, kann eine Atlastherapie sinnvoll sein. Nach einem längeren Gespräch mit einem ausgebildeten Chiropraktiker wird ein vollständiges Bild über die Muskulatur, Knochen sowie Blockaden und der Bewegungen gemacht. Auch Beckenschiefstände und Beinlängendifferenzen können ebenfalls vom Chiropraktiker korrigiert werden. Die Position des

Atlaswirbels wird sehr genau geprüft und untersucht. Welche Gelenke und Knochen sind betroffen und was genau ist beeinträchtigt. Erst nachdem der Chiropraktiker ein genaues Bild der Lage hat, können mit gezielten unterschiedlichen Techniken der Wirbel und das Kopfgelenk wieder in die richtige Position gebracht werden.

Orthopäde

Die Orthopädie umfasst die Arbeit mit Fehlbildungen und Erkrankungen der Knochen, Sehnen, Bänder, verschiedenen Gelenke und Stützapparate. Ebenso wie der Hausarzt kann die Orthopädie bei einer akuten Hals-Nacken-Verletzung schnell helfen. Besonders dann, wenn nicht nur der Wirbel verschoben ist, sondern auch Bänder, Sehnen und mehrere Rückenbereiche betroffen sind, ist die Orthopädie der beste Weg.

Sie sollten grundsätzlich einen Arzt wählen, der sich auf den Atlaswirbel spezialisiert hat. Therapeuten mit einer Zertifizierung zum AtlasPROfilax-Therapeuten werden allerdings nicht von der Krankenkasse übernommen. Die Kosten dafür betragen rund 180 Euro, wobei dort die Behandlung sowie die

Nachsorge und Massage schon im Preis inbegriffen sind.

Die erste Behandlung selbst sollte mit einer Stunde angesetzt werden und die zweite mit nochmals 30 Minuten. Leider bezahlen nur wenige gesetzliche Krankenversicherungen diese Behandlungen.

Das schwierige an der Atlaskorrektur ist es, erst einmal festzustellen, dass es tatsächlich am Atlaswirbel liegt. Leider kommt es immer wieder vor, dass Betroffene lange Untersuchungen über sich ergehen lassen müssen. Haben sie Magenschmerzen und Migräne, stehen in der Regel Schmerztabletten sowie Magenspiegelung sowie ein MRT und ein Besuch bei einem Neurologen auf der Liste. Auch bei Schluckbeschwerden, die der Atlaswirbel auslösen kann, denken auch Fachärzte weniger an einen verschobenen Wirbel, sondern gehen nach dem klassischen Lehrbuch verschiedene Ursachen auf den Grund.

Die Atlastherapie selbst darf nur von Ärzten ausgeführt werden. Heilpraktiker und Physiotherapeuten nutzen andere Methoden, um den Wirbel wieder in die entsprechende Position zu geleiten.

WIE LÄUFT DIE ATLASKORREKTUR GENAU AB?

Mithilfe einer Anamnese, verschiedenen Untersuchungen sowie Abtasten kann ein Facharzt entsprechend die Diagnose zum verschobenen, nicht richtig sitzenden Atlas feststellen. Dabei werden auch MRT-Befunde hinzugezogen.

In der ersten Sitzung:
In einem ausführlichen Gespräch wird über den Behandlungsablauf gesprochen, über die Auswirkungen der Fehlstellung sowie auf den restlichen Körper. Dazu werden anatomische Modelle hinzugezogen, um es auch visuell zeigen zu können. Natürlich werden alle Unklarheiten sowie Fragen beantwortet. Anschließend wird der Halswirbel ausführlich abgetastet. Dabei kann der Chiropraktiker auch feststellen, ob es sich tatsächlich um eine Atlasverschiebung handelt oder nicht.

Anschließend wird mithilfe einer speziellen Analyse festgestellt, wie die allgemeine Körperhaltung aussieht. Ob der Rücken gerade ist, ob eine Asymmetrie der Schultern besteht und wie sich der Körper aus verschiedenen Perspektiven verhält. Sowohl von der

Seite als auch die Rückenansicht sowie die Körperfront. Danach beginnt auch bereits die eigentliche Behandlung:

Die Hals- und Rückenmuskulatur wird mit einer tiefen Massage behandelt. Die Muskulatur der kompletten Wirbelsäule wird entspannt. Dabei haben Sie selbst auch die Möglichkeit, sich an die speziellen Massagetechniken zu gewöhnen. Die weitere Massage beschäftigt sich intensiv mit der Nackenmuskulatur, die mit dem Atlaswirbel zusammenhängt. Die Muskeln sollen dabei entspannt werden, um wieder bewegt werden zu können.

Dabei werden oft Geräte genutzt, die leichte Druckwellen oder Resonanzen nutzen. Diese Methoden wirken bis in die tiefen Muskeln und tief in das Gewebe, um effektiv zu wirken.

Danach folgt eine erneute Prüfung des Atlaswirbels und wo seine genaue Position liegt, wenn die Muskeln entspannt sind. Nun wird der Atlaswirbel speziell ausgerichtet und dabei immer wieder überprüft, wo der genaue Sitz liegt und ob er richtig sitzt. Dies wird wiederholt, bis der erste und zweite Wirbel in seiner korrekten Position ist. Mit einem angepassten Druck auf präzise Punkte, die nahe der

Schädelbasis sind, werden dabei Muskeln und Sehnen gezielt gedehnt. Diese Sehnen und Muskeln stehen im direkten Kontakt mit dem Atlaswirbel. Der Wirbel wird nun nach und nach in seine richtige Position gebracht.

In der zweiten Sitzung:
Die zweite Sitzung erfolgt 5 bis 8 Wochen nach der ersten Behandlung. Hier wird der Gesundheitszustand nochmals abgeklärt, ob Verbesserungen auftraten und ob es weiterhin Probleme gibt. In einem Gespräch werden dann die erzielten Verbesserungen aufgeführt. Anschließend erfolgt eine erneute Analyse der Körperhaltung mithilfe des Haltungsanalysesystems.

Auch der Wirbel wird nochmals manuell kontrolliert und ob die ersten beiden Wirbel, Atlas und Axis, in ihrer korrekten Position sind. Sollte dies nicht der Fall sein, wird eine erneute Korrektur ausgeführt. In der Regel erfolgt nochmals eine entspannende Nacken- und Rückenmassage.

Dadurch, dass der Atlaswirbel seine ursprüngliche Position wieder eingenommen hat, können verschiedene Körperregionen mit Verspannungen reagieren, bis sie sich umgestellt haben. Dies ist auch ein weiterer Grund, eine zweite Sitzung in Anspruch zu nehmen.

Erste Hilfe bei akuten Schmerzen

H atten Personen früher Rückenschmerzen, wurde Bettruhe angesetzt. Heute wissen wir, dass Schmerzen im Rücken durch ausreichend Bewegung gelindert werden können. Rund 50 % der Erwachsenen leiden an Hals- und Nackenschmerzen, wodurch sowohl die Wirbel als auch der Atlaswirbel in Mitleidenschaft gezogen werden. Diese Verspannungen müssen schnell behandelt oder zumindest gemindert werden, damit es zu keiner chronischen Erkrankung kommt.

Schmerzen sind immer ein Signal des eigenen Körpers, dass etwas nicht in Ordnung ist. Besonders Schmerzen im Nacken müssen abgeklärt werden, wenn diese länger als 3 Tage bestehen. Dahinter können, neben Verspannungen und verschobenen Wirbeln, auch ernsthafte neurologische Krankheiten stecken.

Wenn es keine Vorerkrankungen gibt, die Schmerzen im Hals und Nacken auslösen können, ist es wichtig, den eigenen Tag genauer zu betrachten. Sitzpositionen und Sitzdauer, wie oft geht der Kopf nach unten, um auf das Handy zu schauen? Welche Handlungen am Tag sind nicht förderlich für den Nacken? Damit können bereits die Ursachen für die Schmerzen ausgemacht werden. Wenn dennoch eine Physiotherapie verschrieben wurde, muss diese auch entsprechend eingehalten werden. Besonders morgens oder abends haben viele Personen muskuläre Verspannungen, sodass das Kissen selbst das Problem sein kann. Auch hier ist ein Wechsel ratsam.

Entspannung der Muskeln sowie ausreichende Bewegung in einem ausgeglichenen Maß können ebenfalls schnell die Beschwerden lindern. Bereits 10 Minuten Dehnübungen oder das Nutzen der

Treppe kann für ausreichend Bewegung sorgen, um den Rücken- und Nackenbereich zu schützen.

Wenn es allerdings schon zu spät ist und akut Schmerzen vorhanden sind, hilft Wärme gut und schnell. Aus dem möglichen Zug heraus und ein warmer Schal oder Halstuch helfen dabei besonders gut. Eine Rotlichtbestrahlung sowie ein Körnerkissen oder eine Wärmflasche können ebenfalls für schnelle Hilfe sorgen und um die Muskelpartien akut zu entspannen.

Wenn es absolut nicht möglich ist, mit Wärme zu behandeln, können Schmerzmittel zur Überbrückung helfen. Besonders abends oder nachts, wenn die Schmerzen vom Schlafen abhalten, können diese in wenigen Minuten effektiv helfen. Dabei sollten Schmerzmittel keine Dauerlösung sein. Generell sollen Schmerzmittel, ohne ärztliche Aufsicht, nicht länger als 3 Tage eingenommen werden. Wichtig ist generell immer die Bewegung, auch wenn es unangenehm ist. Aber hierbei reichen schon kleine Schritte in die richtige Richtung, wie zum Beispiel kurze Spaziergänge und leichte Dehnübungen.

Sollte es sich allerdings um eine akute Entzündung im Hals-Nacken-Bereich handeln, ist Kälte besser.

Dabei sollten Sie besonders darauf achten, dass Sie niemals direkt Eis auf die Haut legen, da es zu Verbrennungen kommen kann. Legen Sie Eis oder ein Kühlakku in ein Baumwolltuch und legen Sie dieses anschließend in den schmerzenden Bereich. Es sollte rund 20 Minuten kühlen, um eine effektive Wirkung zu zeigen.

NACH DER ATLASTHERAPIE

Wenn der Atlas korrigiert wird, sind die Schmerzen nicht auf wunderbare Weise von jetzt auf gleich verschwunden. Muskelkater sowie ein höherer Schlafbedarf gehören dabei zu den Nebenwirkungen, die meist nicht erwähnt werden. Durch die Korrektur wird auch die Haltung angepasst, die gerader als auch aufrechter wird. Dadurch müssen sich die Gelenke und Muskeln umstellen und sich an die neue Haltung anpassen. Diese Anpassung kann sich sofort einstellen, aber sie kann auch mehrere Wochen oder Monate in Anspruch nehmen. Die stärksten Nebenwirkungen treten in der Regel wenige Tage nach der Behandlung auf und klingen nach und nach ab. Dadurch, dass der Blutfluss, Gefäße und der Körper allgemein besser arbeiten kann, können folgende Nebenwirkungen auftreten:

- Schnupfen
- Kopfschmerzen
- Migräne
- Schwindelanfälle
- Magenschmerzen und Magenbrennen
- Schmerzen bei Bewegungen
- Geschwollene und/oder schmerzhafte Beine und Füße

Ein ausgebildeter Atlastherapeut kann dabei zusätzliche Informationen weitergeben und entsprechend ausführen, wieso es zu diesen Nebenwirkungen kommen kann. Ebenso wie Zellen benötigt der Körper immer etwas Zeit, um seine eigene Selbstheilung anzuregen. Organe, das Skelett sowie Bänder, Sehnen und Muskeln müssen sich an die neue, bessere Position gewöhnen und sich dieser anpassen.

Generell ist es sinnvoll, den eigenen Nacken und Rücken regelmäßig zu unterstützen und zu pflegen. Mit Massagen und leichten Übungen können anschließende Bewegung wirksamer werden, da sich der Atlaswirbel in der richtigen Position befindet. Außerdem sollte zukünftige Belastung oder Stress reduziert werden. Der Fokus liegt dabei auf Entspannung und Training, welches die Belastung mindert. Und eben das bewusste, regelmäßige Bewegen der Wirbelsäule und des Kopfes sollten im Vordergrund liegen. Sie können also nicht sofort wieder einen Marathon laufen oder Höchstleistung erbringen, denn die Richtigstellung des Wirbels kann anfangs zum Leistungsabfall führen. Sobald Ihr Körper und die Muskeln sich an die neue Position gewöhnt haben, ist mehr Aktivität verfügbar und der eigene Körper zeigt deutlich, dass er Bewegung benötigt.

Generell sollten Sie selbst keine Einrenkungsversuche unternehmen. Unabhängig davon, ob der Atlaswirbel bereits gerichtet wurde oder noch nicht. Dadurch kann der Atlaswirbel erneut seine Position verlassen oder die Lage sogar verschlimmern. Möchten Sie dennoch etwas Gutes für den Atlaswirbel machen, kann Schwimmen, Joggen, Walken oder sogar Gymnastik sowie das Fitnessstudio genutzt werden. Wie bereits erwähnt, kann ein Theraband zu verschiedenen Anlässen und Möglichkeiten in den Alltag eingebunden werden.

Nachdem der Atlaswirbel an seine ordnungsgemäße Position gesetzt wurde, werden gleichzeitig auch verschiedene Therapieformen angeboten, um die Regeneration des Körpers zu fördern. Außerdem werden negative Reaktionen damit abgemildert. Massagen, Osteopathie und Shiatsu sind nur einige Möglichkeiten, die in Frage kommen können. Manchmal sind diese auch zusätzlich nötig, um einen effektiven Erfolg zu erreichen. Der Heilungsprozess passt sich zudem an den eigenen Körper an. Sonst gesunde Personen haben einen geringeren Heilungsprozess als Personen, die psychisch angeschlagen oder depressiv sind. Bei Letzterem kann der Heilungsprozess sogar mehrere Jahre andauern.

Doch fast immer sind die ersten Besserungen sofort nach der Behandlung bemerkbar. Der Kopf fühlt sich leichter an und die Bewegungen sind leichter und geschmeidiger. Es entsteht das Gefühl, aufrechter zu gehen und zu sitzen und sich sicherer zu fühlen. Auch psychisch geht es Ihnen anschließend besser: Das Gefühl von innerer Ruhe und Selbstsicherheit zeigt ein neues Lebensgefühl.

Wie erwähnt, passen sich die unteren Wirbel dem Atlaswirbel an. Sitzt dieser falsch, sitzen entsprechend auch die restlichen Wirbel nicht in ihrer natürlichen Position. Wird der Atlaswirbel gerichtet, brauchen die restlichen Wirbel ebenfalls etwas Zeit, sich nacheinander wieder anzupassen. Dabei kann es immer wieder vorkommen, dass die Wirbel von allein herausknacken. Dieser Prozess kann mehrere Monate dauern, bis alle Wirbel sich an die neue Position angepasst haben. Dieser Vorgang ist aber alles andere als schlecht: Durch das Knacken und selbstständige Zurücksetzen entsteht ein befreiendes Gefühl der Wirbelsäule. Sobald aber alle Wirbel ihre Position wieder eingenommen haben, ist die Wirbelsäule wieder in ihrer idealen Form zurückgekehrt. Neben der Tatsache, dass die Schmerzen verschwinden und die Haltung wieder besser wird, kommt der Körper selbst wieder in eine natürliche Form: Da alle Wirbel wieder richtig sitzen und die Wirbelsäule wieder ihre Position eingenommen hat, nimmt die Körpergröße zu. Diese Körperzunahme kann teilweise mehrere Zentimeter beinhalten, was ein sehr starkes Zeichen ist, dass die Wirbelsäule nicht in der Idealform war.

Die Atlaskorrektur bedeutet auch, den Schwerpunkt des Kopfes, und somit auch des gesamten

Körpers, neu auszurichten. Gewichte müssen sich dabei neu verteilen, die Muskeln müssen sich erneut lockern und die Partien, die geschont wurden, müssen erneut lernen, wieder richtig zu funktionieren und Lasten zu tragen. Diese „Erstverschlimmerung", wie es auch genannt wird, ist der erste Schritt der Heilung. Der Körper wird sehr stark belastet und benötigt mehr Energie als vorher, sodass er neben mehr Ruhe auch mehr Energie, in Form von Lebensmitteln, benötigt.

Muskelkater sowie Schmerzen im Nacken, Rücken oder Kreuz können ebenfalls nach der Behandlung des Atlaswirbels vorkommen. Aber grundsätzlich ist die Behandlung des Atlaswirbels schmerzfrei und unkompliziert. Besonders wichtig ist aber, nicht nur die Korrektur des Atlaswirbels, sondern auch die Korrektur der gesamten Wirbelsäule. Je nach Grad der Verschiebung geschieht das von allein oder muss manuell vom Chiropraktiker selbst vorgenommen werden.

Zuhause Schmerzen lindern

Um die eigenen Schmerzen zu lindern, ist Bewegung notwendig. Dabei reichen schon bereits 10 Minuten am Abend oder Morgen, um am Folgetag eine Besserung zu verspüren. Um den Atlaswirbel zu entlasten und zu fördern, können einzelne Übungen sowohl zuhause als auch auf der Arbeit kinderleicht ausgeführt werden. Die folgenden Übungen können allein und ohne Probleme ausgeführt werden. Natürlich können diese Übungen auch bei gesunden und vitalen Personen angewendet werden, als vorbeugende Maßnahmen.

ÜBUNGEN, UM DEN WIRBEL ZU ENTLASTEN

Nackendehnung – Seiten

1. Setzen Sie sich zuerst aufrecht und gerade auf einen Stuhl. Setzen Sie sich dafür an die Kante des Stuhls, wodurch die Haltung automatisch gerader wird.

2. Machen Sie nun mit der linken Hand eine Faust und legen Sie sich diese auf die linke Seite der Brust. Nun wird der Kopf in einem 45-Grad-Winkel nach links gedreht.

3. Mit der rechten Hand nun über den Kopf fassen, bis Sie das linke Ohr erreicht haben. Ziehen Sie leicht das Kinn zum Kehlkopf.

4. Nun wird der Kopf in Richtung des rechten Ellenbogens gezogen und vorsichtig gedehnt. Dabei sollte der Kopf immer in Richtung Kehlkopf zeigen.

5. Die Dehnung sollte 1 bis 2 Minuten erfolgen. Anschließend wird die Übung auf der rechten Seite wiederholt.

Nackendehnung – hinterer und mittlerer Hals

1. Setzen Sie sich aufrecht auf einen Stuhl. Danach werden die Fingerspitzen recht weit hinten über den Kopf an dem Hinterkopf platziert.

2. Nun muss die Wirbelsäule gerade ausgerichtet sein. Anschließend ziehen Sie mit dem Kinn zu Ihrer Brust.

3. Mit den Händen und den Armen wird nun leichter Druck nach unten ausgeübt, indem Sie leicht den Kopf nach vorne ziehen.

4. Die Dehnung wird in der Mitte und recht weit oben an der Halswirbelsäule bemerkbar. Halten Sie diese Position rund 2 Minuten.

5. Nun können Sie anschließend die Dehnung ausweiten, indem Sie jeweils 2 Minuten den Kopf sachte nach links oder rechts ziehen, ohne dabei Ihre Grundposition zu verlassen.

6. Nach der Dehnung lösen Sie Ihre Finger vom Kopf und drehen Sie leicht den Kopf zu beiden Seiten.

Nackendehnung – hinterer Hals

1. Setzen Sie sich in eine aufrechte Position. Schauen Sie dabei nach vorne.

2. Legen Sie nun Ihre flache Hand auf die Stirn und drücken Sie leicht und vorsichtig den Kopf nach hinten.

3. Dehnen Sie so weit, bis der Kopf im Nacken liegt und halten Sie diese Position 1 Minute lang.

4. Bewegen Sie anschließend den Kopf wieder in seine natürliche Position.

ÜBUNGEN, UM SCHMERZEN ZU LINDERN

Steht ein HWS-Syndrom fest, sind verschiedene Übungen ebenso wichtig, wie auch ruhen zu lassen. Die folgenden Übungen sind einfach und angenehm und helfen dabei, die Schmerzen zu lindern. Sie können ebenfalls diese Übungen zuhause oder auf der Arbeit ausführen. Sollte die Beweglichkeit des Nackens und des Halses eingeschränkt sein, müssen diese langsam wieder an die Bewegung herangeführt werden.

Übung 1

1. Setzen Sie sich gerade auf einen Stuhl und halten Sie dabei den Rücken gerade. Achten Sie immer darauf, dass Sie kein Hohlkreuz machen.
2. Drehen Sie nun den Kopf zur Seite und nicken Sie einige Male mit dem Kopf. Führen Sie diese Übung langsam aus und beobachten Sie selbst, wo Ihre Grenzen sind.
3. Versuchen Sie, mit dem Kinn das Brustbein zu erreichen. Lassen Sie den Kopf etwa 30 Sekunden in dieser Position.

4. Sie spüren ein Ziehen im Nacken und Hals. Lassen Sie nun den Kopf in dieser Position.
5. Drehen Sie nun langsam den Kopf in die andere Richtung und führen Sie dort wieder Nickbewegungen mit dem Kopf aus.
6. Auch hier verspüren Sie wieder ein Ziehen im Hals und in der Muskulatur.

Übung 2

1. Setzen Sie sich gerade hin und halten Sie dabei den Kopf gerade.
2. Strecken Sie nun Ihr Kinn nach vorne und halten Sie rund 1 Minute diese Position. Durch das Strecken des Kinns neigt sich der Kopf automatisch nach oben.
3. Sie verspüren ein Ziehen und einen leichten Schmerz im Nacken.
4. Gehen Sie nun zurück in die Ausgangsposition, ohne den Hals anzuspannen.
5. Nun senken Sie langsam den Kopf, um ein Doppelkinn zu formen. Auch hier merken Sie ein Ziehen in den Muskeln und Bändern neben dem Atlaswirbel.

Diese Übung können Sie dreimal am Tag ruhig wiederholen.

ÜBUNGEN FÜR VERSPANNTE MUSKELN IM HALS-NACKEN-BEREICH

Diese Übungen eignen sich besonders zum Vorbeugen oder bei leichten Verspannungen im Hals- und Nackenbereich. Nach langem Sitzen, langen Autofahrten oder bei einer verspannten Nacht helfen diese Übungen, damit Sie sich schnell wieder wohlfühlen. Sollten Sie Kopfschmerzen haben, sind diese Übungen nicht geeignet. Warten Sie daher bitte, bis die Kopfschmerzen abgeklungen sind.

Übung 1 – Aufwärmübung
1. Setzen oder stellen Sie sich gerade hin. Die Wirbelsäule sollte eine Linie bilden.
2. Ziehen Sie nun die Schultern nach oben zu den Ohren. Halten Sie einen Moment diese Position und senken Sie die Schultern wieder.
3. Wiederholen Sie diese Übung rund 20 Mal.

Diese Übung fördert die Durchblutung der Schulterpartien, wodurch sich diese erwärmen. Diese Übung können Sie auch zwischendurch ausführen, um die Schultern und den Nacken zu lockern.

Übung 2 – Massage

1. Legen Sie Ihre Hände in den Nacken. Legen Sie Ihre Mittelfinger an den Haaransatz und ertasten Sie die Muskeln.
2. Streichen Sie nun mit etwas Druck mit den Fingern an den Muskeln, neben der Wirbelsäule, entlang nach unten.
3. Anschließend wird die Bewegung nach unten zu den Schultergelenken ausgefahren.

Wiederholen Sie diesen Vorgang einige Male. Sie können bei dem zweiten Durchgang auch leichte, kreisende Bewegungen nutzen, um die Muskeln zu lockern.

Übung 3 – Mobilisieren

1. Für diese Übung stellen Sie sich am besten mit dem Rücken zur Wand.

2. Halten Sie nun die Hände schulterhoch nach oben, sodass die Handflächen nach vorne zeigen.

3. Drehen Sie nun den Kopf so weit wie möglich zur rechten Seite. Halten Sie einen Moment diese Position und drehen Sie den Kopf zurück zur Mitte.

4. Entspannen Sie nun kurz und drehen Sie den Kopf nun nach links.

Diese Übung sollte rund 2 - 4 Mal wiederholt werden. Dadurch wird die Beweglichkeit der Halswirbelsäule gefördert.

Übung – Basisbewegung

1. Setzen Sie sich gerade auf einen Stuhl.

2. Legen Sie nun Ihre Hände flach senkrecht aufeinander. Danach die Handbasis auf das Brustbein legen und das Kinn auf die Fingerspitzen der Mittelfinger legen.

3. Nun schieben Sie langsam das Kinn vor und hinter die Fingerspitzen der Mittelfinger. Dabei sollten sich die Finger mit dem Kopf zusammen bewegen. Dadurch wird das Kinn zusätzlich gestützt.

Sollten die Beschwerden dennoch anhalten, trotz Übungen, Wärme oder Bewegung, ist es ratsam, die Hilfe eines Arztes in Anspruch zu nehmen.

Nachwort

Der Atlaswirbel hält den eigenen Körper im Gleichgewicht und trägt jeden Einzelnen, im wahrsten Sinne des Wortes. Auch wenn dieser kleine Wirbel bei vielen nicht einmal bekannt ist, trägt er dennoch zu einem gesunden Leben bei. Daher sollte jeder sich Gedanken machen, ob und inwieweit er selbst dazu beiträgt, dass es diesem Wirbel gut geht.

Mit leichten Übungen, kleinen Korrekturen der eigenen Haltung im Alltag und regelmäßiger Bewegung trägt jeder dazu bei, dass es diesem kleinen Wirbel gut geht. Sollte es dennoch Probleme mit dem

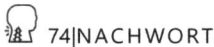

Atlaswirbel geben, ist schnelle Hilfe sinnvoll und Schmerzen sollten daher nicht ignoriert werden.

Jeder ist für sich selbst verantwortlich und jeder trägt zu seiner eigenen Gesundheit dazu bei. Besonders junge Menschen machen sich darüber wenige Gedanken, wie sich die heutige Körperhaltung auf die nächsten 40 Jahre auswirkt. Probleme mit Wirbel und Rücken sind vorprogrammiert und führen oft zu langen Therapien. Diese können aber leicht umgangen werden, wenn die 100 Meter zum Bäcker gelaufen werden, die Treppe genutzt wird oder schon allein die Höhe des Monitors am Arbeitsplatz richtig eingestellt wird.

Mit einfachen Umstellungen im Alltag können Sie selbst dazu beitragen, einen gesunden Körper und somit auch ein gesundes Lebensgefühl zu erhalten. Ein Mehrwert im Leben, den jeder erreichen kann, um frei und beweglich zu sein.

Nutzen Sie einfach selbst die aktuelle Zeit und die Stunde, um sich kurz zu dehnen, zu bewegen oder sich einfach nur ausgiebig zu strecken. Denn auch mit diesen einfachen, kleinen Bewegungen können Sie selbst dazu beitragen, gar nicht erst ernsthaft zu erkranken. Widmen Sie sich zukünftig immer mal wieder einen Moment Ihrem Atlaswirbel und Ihrem Rücken, der Sie hält, stützt und Sie tagtäglich dabei unterstützt, verschiedene Aufgaben und Herausforderungen zu meistern. Denn auch die kleinen Dinge in unserem Leben benötigen die volle Aufmerksamkeit.

Herstellung und Verlag:

BoD – Books on Demand, Norderstedt

ISBN: 9783751954679

1. Auflage

Kontakt: Psiana eCom UG/ Berumer Str. 44/ 26844 Jemgum

Covergestaltung: Fenna Larsson

Coverfoto: depositphotos.com

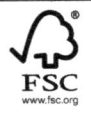